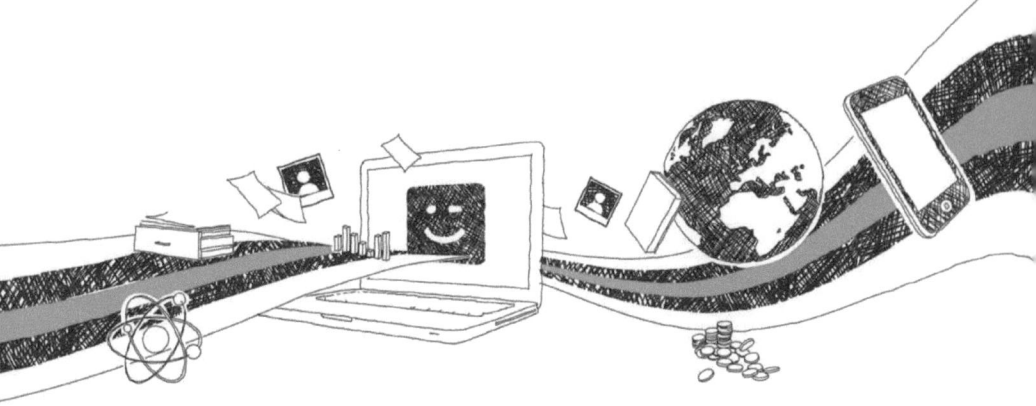

Andres Luque Ramos

Nosokomiale Infektionen und die Rolle der Politik - Eine kritische Auseinandersetzung mit dem neuen Krankenhaushygienegesetz

GRIN Verlag

Bibliografische Information der Deutschen Nationalbibliothek:

Die Deutsche Bibliothek verzeichnet diese Publikation in der Deutschen National-
bibliografie; detaillierte bibliografische Daten sind im Internet über http://dnb.d-
nb.de/ abrufbar.

Dieses Werk sowie alle darin enthaltenen einzelnen Beiträge und Abbildungen
sind urheberrechtlich geschützt. Jede Verwertung, die nicht ausdrücklich vom
Urheberrechtsschutz zugelassen ist, bedarf der vorherigen Zustimmung des Verla-
ges. Das gilt insbesondere für Vervielfältigungen, Bearbeitungen, Übersetzungen,
Mikroverfilmungen, Auswertungen durch Datenbanken und für die Einspeicherung
und Verarbeitung in elektronische Systeme. Alle Rechte, auch die des auszugsweisen
Nachdrucks, der fotomechanischen Wiedergabe (einschließlich Mikrokopie) sowie
der Auswertung durch Datenbanken oder ähnliche Einrichtungen, vorbehalten.

Impressum:

Copyright © 2011 GRIN Verlag GmbH
Druck und Bindung: Books on Demand GmbH, Norderstedt Germany
ISBN: 978-3-656-04590-8

Dieses Buch bei GRIN:

http://www.grin.com/de/e-book/181543/nosokomiale-infektionen-und-die-rolle-
der-politik-eine-kritische-auseinandersetzung

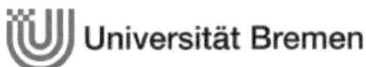
Universität Bremen

Fachbereich Human- und Gesundheitswissenschaften

Studiengang Public Health/Gesundheitswissenschaften

Modul System und Recht der gesundheitlichen Sicherung

Seminar Gesundheitspolitik

Nosokomiale Infektionen und die Rolle der Politik

Eine kritische Auseinandersetzung mit dem

Krankenhaushygienegesetz

(Gesetz zur Änderung des Infektionsschutzgesetzes und weiterer Gesetze)

Andres Luque Ramos

Semester 2011

Fachsemester 2

Inhaltsverzeichnis

1. Einführung

Nach Schätzungen einer Studie des Instituts für Umweltmedizin und Hygiene der Charite – Universitätsmedizin in Berlin aus dem Jahr 2008, auf die sich auch das Bundesgesundheitsministerium beruft, treten pro Jahr etwa 400 000 bis 600 000 nosokomiale Infektionen in Deutschland auf, die bei etwa 10 000 bis 15 000 Patienten tödlich verlaufen, wobei davon ausgegangen wird, dass 20 bis 30 % der gesamten Fälle vermeidbar sind (vgl. Gastmeier & Geffers 2008). Die Deutsche Gesellschaft für Krankenhaushygiene hingegen geht sogar davon aus, dass mindestens 700 000 Menschen jedes Jahr nosokomiale Infektionen in Deutschland erwerben und mit 30 000 Toten jährlich gerechnet werden muss (vgl. Exner et al. 2011).

Nach § 2 Nr. 8 IfSG ist eine nosokomiale Infektion „eine Infektion mit lokalen oder systemischen Infektionszeichen als Reaktion auf das Vorhandensein von Erregern oder ihrer Toxine, die im zeitlichen Zusammenhang mit einer stationären oder einer ambulanten medizinischen Maßnahme steht, soweit die Infektion nicht bereits vorher bestand" (Hart 2009, 320).

Obwohl noch keine Studie genaue Zahlen bezüglich der Prävalenz, Inzidenz und Letalität nosokomialer Infektionen geben konnte, wird doch klar, dass es sich bei dieser Komplikation der medizinischen Behandlung um ein Problem handelt, das mit großen Auswirkungen auf die Gesellschaft verbunden ist. So kommt es auf persönlicher Ebene zu weiteren körperlichen Beeinträchtigungen durch die Infektion, zusätzlichen Eingriffen in die Privatsphäre und die sozialen Beziehungen sowie unter Umständen sogar zu finanziellen Beeinträchtigungen durch lange Arbeitsunfähigkeit oder vorzeitige Berufsunfähigkeit (vgl. Dudek-Hodge 2005). Es kommt jedoch nicht nur zu längeren Behandlungszeiten und den gerade genannten Beeinträchtigungen, sondern auch zu erhöhten Kosten im Gesundheitswesen, die bei strengerer Umsetzung der, vom Robert-Koch Institut empfohlenen, Hygienerichtlinien zu einem großen Teil vermeidbar sind, sodass das Thema der nosokomialen Infektionen über eine hohe Public Health Relevanz verfügt (vgl. Bundesgesundheitsministerium 2011).

Da es sich bei nosokomialen Infektionen um ein Problem handelt, das, wie später noch dargelegt wird, im Zusammenhang mit dem Fortschritt des Gesundheitssystems (u.a. Zunahme an invasiven Eingriffen) an Bedeutung gewinnt, rückte es vermehrt in den Blickwinkel der Politik, sowie durch einige Berichte über Hygienemängel in verschiedenen Krankenhäusern auch in den Blickpunkt der Öffentlichkeit. Am 8.7.2011 wurde dann das Gesetzgebungsverfahren zu dem in der Öffentlichkeit als Krankenhaushygienegesetz bekannten Gesetz zur Änderung des Infektionsschutzgesetzes und weiterer Gesetze praktisch durch die Zustimmung des Bundesrates beendet und trat dann endgültig am 4.8.2011 in Kraft.

In dieser Arbeit soll es um eine kritische Auseinandersetzung mit den wesentlichen Punkten des neuen Gesetzes gehen, sowie dem Diskurs in der Politik und dem zwischen ihr und der Praxis. Auch soll der Frage nachgegangen werden, ob es überhaupt alleinige Aufgabe der Politik sein kann und muss die Hygiene in medizinischen Einrichtungen zu verbessern. Zu diesem Zweck werden zuerst einführende Informationen zu nosokomialen Infektionen (Kapitel 2) und zum Gesetzgebungsverfahren bei diesem Gesetz (Kapitel 3) gegeben. Anschließend werden die bisherigen rechtlichen Regelungen der Krankenhaushygiene und dann in einem weiteren Schritt die zentralen Punkte der neuen gesetzlichen Regelungen dargelegt. Den Schwerpunkt der Arbeit stellt dann das Kapitel 6 dar, in dem es um die Auseinandersetzung mit verschiedenen Stellungnahmen zu dem Gesetzesentwurf geht, auf die aufbauend eine eigene kritische Bewertung des Gesetzes zur Änderung des Infektionsschutzgesetzes und weiterer Gesetze in Kapitel 7 erfolgt.

2. Medizinische Grundlagen der nosokomialen Infektionen

Zum besseren Verständnis sollen hier allgemeine medizinische Informationen zu nosokomialen Infektionen gegeben werden. Wie schon erwähnt sind nosokomiale Infektionen, Infektionen, die im Zusammenhang mit medizinischen Behandlungen stehen, sodass prinzipiell alle Infektionen nosokomial sein können. In der Praxis konnte allerdings festgestellt werden, dass Harnwegsinfekte (40 %), Atemwegsinfekte (25%), postoperative Wundinfektionen (15 %) und die Sepsis (8 %) die größten Anteile an diesen Infektionen ausmachen, wobei sich die Reihenfolge je nach Fachrichtung ändert (vgl. Daschner et al. 2006). Auch bei der Vielzahl der Erregermöglichkeiten lässt sich eine Häufung bestimmter Mikroorganismen erkennen, wobei besonders Escheria Coli (22 %), Enterokokken (14,8 %) und Staphylokokkus aureus (11,1 %) auffällig sind (vgl. Marre et al. 2008). Ein besonders großes Problem sind hierbei Erreger, die gegen Antibiotika Resistenzen gebildet haben und somit schwer behandelbar sind. Ein Erreger, der dabei immer wieder in Erscheinung tritt, ist zum Beispiel der multiresistente Staphylokokkus aureus (MRSA), der in Deutschland mittlerweile einen Anteil von knapp 20 % an allen Stapphylokokkus aureus Stämmen hat, sodass man laut Hochrechung davon ausgehen müsste, dass MRSA für 2 –3 % aller nosokomialen Infektionen verantwortlich ist, wobei der Anteil an MRSA Stämmen stetig am steigen ist (vgl. Sauer 2008).

Wichtig zu verstehen ist auch, dass es schon immer Infektionen im Zusammenhang mit medizinischen Behandlungen gab und auch geben wird, wobei allerdings auch davon ausgegangen wird, dass ca. ein Drittel der Fälle vermeidbar wäre, da sie nicht immer Folge von Behandlungsfehlern oder Fehlverhalten des medizinischen Fachpersonals sind, da die Risikofaktoren umfangreich sind (vgl. Geffers et al. 2002). Selten lässt sich dabei klären, was für den Ausbruch ursächlich war, sodass auch die Prävention verschiedenste Ansätze verfolgt. Bei den Patientenfaktoren sind das Alter (hohes und sehr junges Alter, da Immunsystem schwach ist) und prädisponierende Erkrankungen (z.B. Diabetes, immunsupressive Therapie oder Bewusstlosigkeit) mit einem hohen Infektionsrisiko assoziiert (vgl. Kramer et al. 2001). Mangelnde Hygiene sowie invasive Maßnahmen, wie Operationen, Blasenkatheter und Beatmung, sind weitere Faktoren, die mit einem erhöhten Risiko verbunden sind. Bei der Ätiologie unterteilt man in endogene Faktoren, bei denen die Erreger von der Hautflora des Patienten stammen und exogene Faktoren, bei denen die Erreger von außerhalb, beispielsweise der Hautflora des medizinischen Personals, stammen (vgl. Bach 2010).

3.Die bisherige rechtliche Regelung der Krankenhaushygiene

Bisher lassen sich die rechtlichen Regelungen der Krankenhaushygiene auf zwei Normsysteme aufteilen, die Hygieneverordnungen der Länder und die Richtlinien für Krankenhaushygiene und Infektionsprävention des Robert Koch Instituts, wobei letztere keine unmittelbare rechtliche Geltung haben, im Falle von zivil- oder strafrechtlichen Klagen aber als Stand der Wissenschaft angesehen werden. Rechtlich verbindlichen Charakter haben also hauptsächlich die Hygieneverordnungen der einzelnen Bundesländer, die durch zahlreiche Nebengesetze, wie beispielsweise im

Infektionsschutzgesetz des Bundes oder dem Krankenhausgesetz/-verordnung der Länder ergänzt werden (vgl. Popp 2001).

Problematisch ist dabei allerdings, dass nur 7 der 16 Bundesländer eine solche Hygieneverordnung erlassen haben, die anderen also die Krankenhaushygiene nur im Rahmen der Krankenhausgesetze geregelt haben. Dass diese uneinheitliche Regelung möglich ist, liegt an Streitigkeiten über die Kompetenz zur Gesetzgebung im Gebiet der Krankenhaushygiene, worunter im folgenden auch die Hygiene in anderen medizinischen und pflegerischen Einrichtungen verstanden wird, zwischen Bund und Ländern. Während das Krankenhauswesen nach Artikel 70 Absatz 1 GG einen Kompetenztitel für die Länder darstellt, ist nach Artikel 74 Absatz 1 Nummer 19 GG der Infektionsschutz ein Gebiet der konkurrierenden Gesetzgebung, sodass der Bund auf dem Gebiet der Hygiene die Kompetenz zur bundesgesetzlichen Regelung hat. Nach Meinung gängiger Literatur erweist sich dieser Streit aber als unbegründet, da der Bund die Krankenhaushygiene als Annexkompetenz regeln kann. Ein Beispiel für einen ähnlichen Sachverhalt stellt unter anderem die Bundespolizei dar (Bundeskompetenz), da der Bund die Eisenbahnen regelt und als Annex auch die Bundespolizei, obwohl eigentlich die Länder die Kompetenz zur Gefahrenabwehr und somit der Polizei haben.

Zusätzlich spricht das Bundesministerium für Gesundheit auf seiner Internetseite von weiteren Maßnahmen, die durch die Bundesregierung umgesetzt wurden, wobei kritisch angemerkt werden sollte, dass es sich bei Maßnahmen wie „Aktion Saubere Hände" oder dem Krankenhaus-Infektions-Surveillance-System lediglich um freiwillige Optionen handelt und somit die Politik nicht lenkend eingeschritten ist.

4. Gang des Gesetzgebungsverfahrens

Am 16.3.2011 hat die Bundesregierung, als Kollegialorgan mit Initiativrecht nach Artikel 65 GG und Artikel 76 Absatz 1 GG den Gesetzesentwurf für das Gesetz zur Änderung des Infektionsschutzgesetzes und weiterer Gesetze beschlossen und so den Weg geebnet für neue hygienerechtliche Maßstäbe im medizinischen Bereich. Gemäß Artikel 76 Absatz 2 GG wurde diese Vorlage dann dem Bundesrat zur Stellungnahme zugeleitet, der am 15.4.2011 eine 30 Seiten umfassende Stellungnahme beschlossen hat (vgl. Drucksache 150/11B 2011). Nach Berücksichtigung der

Beschlussempfehlung der Ausschüsse und der Stellungnahme des Bundesrates vom 15.4.2011 wurde der Gesetzesentwurf am 9.6.2011 vom Deutschen Bundestag angenommen. Nach Zuleitung des Entwurfs an den Bundesrat durch den Bundestagspräsidenten am 17.6.2011 stimmte der Bundesrat am 8.7.2011 dem Gesetzesvorhaben zu (vgl. Drucksache 361/11 2011). Nach der Ausfertigung des Gesetzes durch den Bundespräsidenten wurde das Gesetz zur Änderung des Infektionsschutzgesetzes und weiterer Gesetze dann am 3.8.2011 im Bundesgesetzblatt verkündet und trat gemäß Artikel 7 Absatz 1 am 4.8.2011 in Kraft. Insgesamt kann man hierbei also von einem recht zügigen Gesetzgebungsverfahren sprechen, das als formell verfassungsgemäß zu bezeichnen ist.

5. Die zentralen Neuerungen des Krankenhaushygienegesetzes

Zusammenfassend lässt sich wohl sagen, dass durch dieses Gesetz „eine Vereinheitlichung der in Deutschland geltenden gesetzlichen Vorschriften zur Hygiene und eine Stärkung dieser Vorschriften durch die Einführung von Bußgeldtatbeständen" erfolgen soll (Bundesgesundheitsministerium 2011). Man könnte also sagen, dass die Richtlinien von früher nun rechtlich verbindlich gemacht wurden. Im Folgenden werden die wichtigsten Neuerungen, die mit der Einführung des Gesetzes zur Änderung des Infektionsschutzgesetzes und weiterer Gesetze verbunden sind, einzeln dargestellt und kurz kritisch bewertet, wobei auf einzelne Punkte in den Kapiteln 6 und 7 noch genauer eingegangen wird.

Die Bundesländer werden diesmal nicht nur ermächtigt, sondern gleichzeitig auch verpflichtet Krankenhaushygieneverordnungen zu erlassen, wovon bisher, wie bereits erwähnt, nur sieben Bundesländer Gebrauch gemacht haben. Des weiteren wird vorgegeben, dass sich die Regelungen nicht nur auf stationäre Einrichtungen der Krankenversorgung beziehen dürfen, sondern alle medizinischen Einrichtungen hiervon betroffen sein müssen. Verstöße sollen künftig als Ordnungswidrigkeit gegen die Rechtsverordnungen der Länder geahndet werden, was den Stellenwert der hygienischen Regelungen um ein Vielfaches erhöht (vgl. Bundesgesundheitsministerium 2011). Kritisiert wird hierbei allerdings oft, dass es sich um kein bundeseinheitliches Gesetz handelt, sondern nur die Länder zur Schaffung von Verordnungen ermächtigt werden, sodass es in den Ländern unterschiedliche Regelungen gibt, die Keime aber eben nicht an den Grenzen Halt machen. Dem entgegnet allerdings das Gesetz selbst, dass die Regelungen zur Hygiene den bundeseinheitlichen und rechtlich verbindlichen Empfehlungen des Robert Koch Instituts entsprechen müssen und somit eine Bundeseinheitlichkeit trotz Ermächtigung der Länder gegeben sein kann, wobei sich dann auch die Frage stellt, wieso nicht direkt ein Bundesgesetz mit konkreten Maßnahmen geschaffen wurde, wenn die Verordnungen der Länder sowieso ähnliche Inhalte enthalten.

Die oben genannten Empfehlungen der Kommission für Krankenhaushygiene und Infektionsprävention des Robert Koch Instituts (KRINKO), die bisher nur den Stand der Wissenschaft darstellten, werden durch dieses Gesetz rechtlich verbindlich und müssen umgesetzt werden, was ebenfalls zur Vereinheitlichung der Hygienesituation in der Bundesrepublik beitragen soll (vgl. Bundesgesundheitsministerium 2011). Kritik wird hieran wenig geübt, da es sich um eine Kommission mit langer Tradition handelt und von verschiedenen Fachgesellschaften, wie zum Beispiel der Deutschen Gesellschaft für Krankenhaushygiene, bereits im Mai 2009 gefordert wurde die Richtlinien ernst zu nehmen und in den Ländern Hygienevorschriften zu erlassen, die auf jenen Empfehlungen aufbauen sollten (vgl. Deutsche Gesellschaft für Krankenhaushygiene 2009).

Ferner soll die Hygienequalität der Krankenhäuser in ihren Qualitätsberichten, die nunmehr jährlich zu veröffentlichen sind, erscheinen, sodass die Patienten die Möglichkeit haben die Qualität in diesem Bereich selbst zu vergleichen und so die Patientenrechte in großem Maße gestärkt werden (vgl. Bundesgesundheitsministerium 2011). Nach Ansicht der Befürworter ist mit dieser Forderung die Steigerung eines qualitätsfördernden Wettbewerbs verbunden (vgl. Plenarprotokoll 17/99 2011). Gegner, wie beispielsweise die Deutsche Krankenhausgesellschaft, hingegen sehen damit einen bürokratischen Aufwand assoziiert, der dem Nutzen nicht gerecht wird (vgl. Ausschussdrucksache 17(14)0124(3) 2011).

Alle Daten über Krankenhaushygiene, die den Gesundheitsämtern vorliegen, müssen von diesen an das Robert Koch Institut weitergeleitet werden, das die Funktion einer zentralen Meldestelle erfüllt, um besondere Häufungen und Zusammenhänge besser erkennen zu können (vgl. Bundesgesundheitsministerium 2011). Kritisch wird hierbei von Mitgliedern der Opposition besonders der unbestimmte Rechtsbegriff „besondere

Häufungen" gesehen, da hier den Gesundheitsämtern nicht genau vorgegeben wird, ab wann sie Häufungen an die Landesgesundheitsbehörden mitzuteilen haben (vgl. Plenarprotokoll 17/99 2011). Bemängelt wird in diesem Zusammenhang auch die Schnelligkeit des Meldewesens, das angesichts der heutigen IT-Lösungen veraltet erscheint und unnötig Zeit verstreichen lässt.

Damit bereits mit MRSA besiedelte Patienten umfangreich saniert werden und so die Infektiösität herabgesetzt wird, wird in der Gebührenordnung für Ärzte ein Abrechnungspunkt für die Behandlung von Patienten mit resistenten Erregern eingeführt. Hiervon erhofft man sich, dass die Motivation der Ärzte zu besseren Sanierungsmaßnahmen auf Grund des finanziellen Anreizes zunimmt (vgl. Bundesgesundheitsministerium 2011). Kritisch wird hier immer wieder hinterfragt, ob diese Maßnahme notwendig ist und wenn ja, ob nicht auch die Krankenhäuser solche Therapien abrechnen können sollten. Ethisch hinterfragungsbedürftig ist diese Maßnahme allerdings allemal, schließlich wird davon ausgegangen, dass die Ärzte ohne diesen finanziellen Anreiz die Patienten mit MRSA nicht richtig versorgen (vgl. Plenarprotokoll 17/99 2011).

Um aber überhaupt Resistenzen abbauen zu können, wird, ebenfalls beim Robert Koch Institut, die Kommission Antiinfektiva, Resistenz und Therapie eingerichtet, deren Empfehlungen rechtlich allerdings keinen verbindlichen Charakter haben. Hierbei soll es sich um eine Maßnahme mit präventivem Charakter handeln, um der Entstehung von Resistenzen durch unsachgemäßen Gebrauch von Antibiotika vorzubeugen, da sich gezeigt hat, dass besonders in den Ländern mit hohem Antibiotikaverbrauch hohe Zahlen an resistenten Keimen zu verzeichnen sind. (vgl. Bundesgesundheitsministerium 2011). Kritikpunkt an dieser Kommission ist dabei hauptsächlich, dass sie zusätzlich eingeführt wurde, trotz der bereits bestehenden Kommissionen und so die Gefahr der Überschneidung gesehen wird. Aber auch die Tatsache, dass sie wieder nur unverbindliche Empfehlungen ausspricht, wird kritisiert, da bereits die Empfehlungen der KRINKO vor dem Gesetz gezeigt haben, dass Empfehlungen eben nicht immer so umgesetzt werden, wie sie es sollten (vgl. Plenarprotokoll 17/99 2011).

6. Stellungnahmen zum Krankenhaushygienegesetz

In diesem Kapitel, das den Schwerpunkt dieser Arbeit darstellen soll, werden verschiedene Stellungnahmen zu dem Gesetz analysiert und in Zusammenhang miteinander gebracht, sodass die getroffenen Maßnahmen kritisch hinterfragt werden können. Zunächst wird dabei auf unterschiedliche Sichtweisen in der Politik eingegangen, bevor dann Stellungnahmen aus der Praxis verarbeitet werden, auch um mögliche Konflikte zwischen Praxis und Theorie (Politik) aufdecken zu können.

6.1 Die Opposition – Uneinigkeit in der Politik

„Es ist die Aufgabe der Opposition die Regierung abzuschminken während die Vorstellung noch läuft" sagte einmal Jacques Chirac und genau unter diesem Gesichtspunkt müssen auch immer die Stellungnahmen der Opposition betrachtet werden, da die Äußerungen dieser schon einmal überspitzt sein können. Dennoch sollte man auch bedenken, dass neben der politischen Show oft auch unterschiedliche Ideologien und verschiedene Meinungen vorliegen, die sachlich durchaus begründet sind, sodass nicht der Fehler begangen werden darf die Aussagen der Opposition generell mit der Begründung, sie seien stets gegen die Regierung gerichtet, um ihr eigenes Ansehen zu verbessern, zu verwerfen.

Grundsätzlich lässt sich sagen, dass der Opposition aus SPD, Grünen und den Linken das Gesetz nicht ausreicht und oft als nur „äußerst zaghafter Entwurf" bezeichnet wird, was schon erkennbar werden lässt, dass die Mitglieder dieser Parteien einige weitere Ideen zur Infektionsprophylaxe haben, wobei im Folgenden einige dieser, von Mitgliedern des Ausschusses für Gesundheit des Deutschen Bundestags geforderten, Vorschläge, dargestellt und kritisch hinterfragt werden sollen, die im Gesetz nicht verwirklicht wurden (Plenarprotokoll 17/99 2011, 11395).

Eine Forderung, die fraktionsübergreifend, unter anderem auch von Bärbel Bas, SPD, Dr. Harald Terpe, Maria Anna Klein-Schmeink, beide Bündnis 90/ Die Grünen und Harald Weinberg, die Linke, gestellt wurde, ist beispielsweise das Screening von Risikopatienten vor der stationären Aufnahme auf resistente Erreger. Nach ihrer Meinung würde dies dazu beitragen, die Zahl der resistenten Keime und somit auch die der nosokomialen Infektionen zu senken, sodass sie die Forderung erheben, das Screening rechtlich verbindlich zu gestalten (vgl. Plenarprotokoll 17/99 2011).

Dennoch wurde es nicht in den neuen Gesetzestext übernommen, was zu der Frage führt, ob solch ein Screening nicht eine nötige Maßnahme zur Bekämpfung nosokomialer Infektionen durch multiresistente Erreger darstellt?

Bereits seit einiger Zeit wird dieser Frage in der Wissenschaft nachgegangen, sodass es hierüber in der Literatur eine Vielzahl an Studien gibt. Empfehlenswert um einen Überblick zu bekommen, stellt dabei eine Arbeit der Deutschen Agentur für Health Technology Assessment des Deutschen Instituts für Medizinische Dokumentation und Information über die medizinische Wirksamkeit und die Kosten Effektivität von Präventions- und Kontrollmaßnahmen gegen MRSA Infektionen im Krankenhaus dar, die verschiedene Studien zu der oben genannten Fragestellung analysiert hat und so versucht hat eine Antwort zu finden. Insgesamt ergibt die Studie, dass die „Wirkung von Screeningmaßnahmen nicht eindeutig [ist] (...), [aber] die Studien mit dokumentierten Erfolgen überwiegen" (Korczak & Schöffmann 2010, 94). Daher wird hier die Empfehlung ausgesprochen „differenzierte Screeningmaßnahmen" je nach der regionalen Situation zu ergreifen (Korczak & Schöffmann 2010, 94). Zusätzlich lassen sich einige Berichte über regionale Projekte zum Screening auf MRSA finden, die besonders auf Grund ihres großen praktischen Anwendungsgrad sehr interessant sind. Beispielsweise wurde im Jahr 2006 im Uniklinikum Greifswald mit einem Screening begonnen, das weit über die Empfehlungen des Robert Koch Instituts hinausgeht und damit Erfolge erzielen konnte (vgl. Hübner et al.). In vielen Studien hat sich aber auch gezeigt, dass das Screening bei Kosten-Nutzen Analysen als effizient zu bewerten ist (vgl. Korczak & Schöffmann 2010). Auf Grund dieser Informationen sollte also davon ausgegangen werden, dass Screeningmaßnahmen eine nötige und wirkungsvolle Maßnahme zur Bekämpfung von MRSA darstellen und möglicherweise nicht nur freiwillig durch die Krankenhäuser durchgeführt werden sollten.

Obwohl abstrakt generelle Regelungen zum Einsatz von Antibiotika im Gesetz mit der Einrichtung der oben genannten Kommission beim Robert Koch Institut enthalten sind, gab es auch hierüber einige Stellungnahmen, die unter anderem die Kompetenzzuweisung an eine weitere Kommission beim Robert Koch Institut bemängelten. Größter Kritikpunkt, der unter anderem von dem Bündnis 90/ Die Grünen (u.a. Maria Anna Klein-Schmeink) und der Linken (u.a. Harald Weinberg) bereits während des Gesetzgebungsverfahren mehrfach angesprochen wurde, ist die Vernachlässigung des Einsatzes von Antibiotika in der Tierzucht, der nach ihrer Meinung ebenfalls für den Anstieg der Zahl der resistenten Keime verantwortlich ist, im Gesetz aber nicht angesprochen wird (vgl. Plenarprotokoll 17/99 2011). Fraglich ist also wie groß der Einfluss dieser Antibiotika auf die Entwicklung menschlicher Resistenzen ist und ob die Berücksichtigung beim Gesetz notwendig gewesen wäre?

Was zunächst wie eine der typischen Forderungen der Grünen anmutet, stellt sich bei genauerem Überlegen und Recherchearbeit als tatsächlich elementare Problematik dar. Zunächst stößt man da beispielsweise auf Artikel wie „Wenn das Hähnchen zur Medizin wird", doch später auch auf eine große Menge an wissenschaftlicher Literatur, die sich genau mit diesem Problem befasst. Nach einer Studie der Federation Européenne de la Santé Animale aus dem Jahr 1997 lag das Verkaufsvolumen von Antibiotika in Europa bei ungefähr 13 000 t, wobei nur 60 % auf den humanmedizinischen Bereich und immerhin 40 % auf den veterinärmedizinischen und leistungsfördernden Bereich entfielen (vgl. Stevens 2009). Wegen des hohen Antibiotikaverbrauchs in der Tierzucht werden logischerweise auch dort multiresistente Erreger, wie MRSA, nachgewiesen. Neben dem stationären (hospital acquired haMRSA) und dem ambulanten Erwerb (community acquired caMRSA) von MRSA, kann also MRSA auch aus der Tierzucht erworben werden, was als livestock-assoziated MRSA (laMRSA) bezeichnet wird und so die Tierzucht zur drittgrößten Quelle von MRSA werden lässt (vgl. Sitzmann 2009). Zwar wird eine Häufung von resistenten Keimen bei Mitarbeitern der Tierzucht in der Literatur des öfteren beschrieben (vgl. Friedrich 2009), dem Bundesinstitut für Risikobewertung zufolge doch nie eine Bildung von resistenten Keimen, die auf den Verzehr von Lebensmitteln zurückzuführen ist, wohl aber auf Verunreinigungen durch Angestellte der verarbeitenden Betriebe (vgl. Bundesinstitut für Risikobewertung 2008). So ist es wohl auch zu erklären, warum sich dieses Gesetz der Tierzucht überhaupt nicht widmet. Doch gibt es auch andere wissenschaftliche Berichte, die ermitteln konnten, dass in Knochenmehl nach 45 minütigem Erhitzen bei 133 Grad immer noch 50 % der Antibiotika (Tetracycline) enthalten sind und bei deren Aufnahme sehr wohl Resistenzen begünstigt werden (vgl. Kühne et al. 2001). Dennoch soll auch erwähnt werden, da bei einer so großen potentiellen Quelle natürlich Handlungsbedarf besteht, dass die Politik auch auf diesem Gebiet bereits lenkend eingeschritten ist und 2006 alle Antibiotika entsprechend einer EU Richtlinie zur Leistungsförderung verboten hat, ansonsten dieses Gebiet aber zu vernachlässigen scheint (vgl. Sommer & Bunge 2007).

6.2 Die praxisnahen Verbände – Hauptsache die eigenen Interessen

Leicht macht man den praxisnahen Verbänden zum Vorwurf, sie würden sich nur für die Sicht ihrer Mitglieder einsetzen, was, wenn man es einmal genau nehmen möchte, ja auch eigentlich der Grund ihrer Schaffung gewesen ist. Genau wie in der Politik ist es allerdings im Allgemeinen auch hier so, dass alle Beteiligten die Verbesserung der Hygiene in medizinischen Einrichtungen befürworten. Auch hier sollten alle Argumente ernst genommen werden und kritisch hinterfragt werden, sodass im Folgenden Kritikpunkte verschiedener Fachgesellschaften aufgegriffen und kurz reflektiert werden, auch wenn immer wieder deutlich wird, dass die Stellungnahmen, die für den Ausschuss für Gesundheit angefertigt wurden, klar von den eigenen Interessen und Grundannahmen geprägt sind, so zum Beispiel beim Marburger Bund der chronische Ärztemangel oder bei der Deutschen Krankenhausgesellschaft die bereits exzellente hygienische Situation in deutschen Krankenhäusern.

Die Deutsche Krankenhausgesellschaft stellt jedoch auch eine Vielzahl an Forderungen, von denen exemplarisch im Folgenden einige aufgegriffen werden. Im Gegensatz zu allen Forderungen, die in der Opposition aufgestellt wurden, werden hier an einigen Stellen jedoch Punkte kritisiert, die dem Verband zu weit gehen, da sie selbst schließlich an der Umsetzung beteiligt sind. Der Verband wird hier also seiner Aufgabe gerecht und vertritt die Interessen der Krankenhäuser, die scheinbar Angst davor haben die finanziellen Belastungen, die das Gesetz ihrer Meinung nach mit sich bringt, nicht tragen zu können.

Die DKG geht davon aus, „dass die sofortige Verpflichtung zur Umsetzung der Kommissions-Empfehlungen zu einer objektiven Unmöglichkeit führt" und plädiert daher für Übergangsregelungen, in denen der Stand der Wissenschaft zur Hygiene bewusst missachtet würde, was ethisch doch grenzwertig erscheint, wenn sich zu dieser Zeit Menschen infizieren, es aber hätte verhindert werden können (Ausschussdrucksache 17(14)0124(14) 2011, 3). Wenn die vorgeschriebene Zahl an Hygienikern und Hygienebeauftragten erst einmal die Arbeit in den Krankenhäusern aufgenommen hat, sollte es ihre Aufgabe sein auf aktuelle Veränderungen bei den Empfehlungen sofort zu reagieren, wobei mit „sofort" unter Umständen für neue Anschaffungen auch wenige Tage gemeint sein können. Vorgeschriebene Übergangsklauseln, die möglicherweise mehrere Monate Zeit geben würden, würden nur zu einer Verzögerung der Umsetzung der Hygienerichtlinien führen. Unter anderem wird hier natürlich auch die personelle Situation, also die geringe Verfügbarkeit von Hygienefachkräften auf dem Markt, kritisiert, womit sie ebenfalls für Übergangsfristen plädieren. Möglicherweise wäre es dabei sinnvoll erst einmal Weiterbildungen zu organisieren und diese Mitarbeiter vorläufig einzusetzen.

Ein weiterer Punkt, den die DKG kritisiert, ist die Verpflichtung der Bundesländer zur Schaffung von Hygieneverordnungen mit einem gewissen Mindestinhalt, was sie als „kontraproduktiv" bewertet, da somit wieder schnell Entscheidungen hervorgebracht werden, die zu einem „zusätzlichen Umsetzungsaufwand" führen (Ausschussdrucksache 17(14)0124(3) 2011, 9). Dass dabei die Intention darin liegt ein Minimum an Bundeseinheitlichkeit zu schaffen, vernachlässigt die Gesellschaft dabei, da nach ihrer Meinung diese sowieso nicht erreicht werden kann, da jedes einzelne Bundesland für die genaue Ausgestaltung des Gesetzes verantwortlich ist.

Kurz und überspitzt zusammengefasst könnte man sagen, dass die Deutsche Krankenhausgesellschaft zwar das Gesetz und die Intention die Krankenhaushygiene zu verbessern begrüßt, dies eigentlich aber gar nicht für nötig hält, da laut ihr eine „Abnahme der Anzahl im Krankenhaus erworbener Infektionen und positive internationale Vergleichszahlen" zu verzeichnen sind und daher auch einen „zusätzlichen Umsetzungsaufwand" scheut (Ausschussdrucksache 17(14)0124(3) 2011, 3,9).

Interessant ist nun deswegen auch die Stellungnahme der Deutschen Gesellschaft für Krankenhaushygiene, der Gesellschaft für Hygiene, Umweltmedizin und Präventivmedizin und des Bundesverbandes der Ärztinnen und Ärzte des öffentlichen Gesundheitsdienstes, da diese 3 Fachgesellschaften scheinbar von einem ganz anderen Kenntnisstand ausgehen als die DKG. Zwar begrüßen auch sie die Initiative die Hygiene im medizinischen Bereich in den Blickpunkt der Politik zu bringen, halten aber im Gegensatz zur DKG eine „derartige weitere Verbesserung der Risikoregulierung (...) für dringend erforderlich" (Exner et al. 2011, 2).

Ein wichtiger Punkt, dessen Umsetzung sie beispielsweise stark begrüßen, ist die Verpflichtung der Länder zum Erlass von Hygieneverordnungen, was ihrerseits schon lange gefordert wurde. Kritisiert wurde schon seit längerer Zeit, dass nur ein Teil der Bundesländer Hygieneverordnungen erlassen hat, da so die Bundeseinheitlichkeit nicht gegeben war (vgl. Exner et al. 2011). Im Gegensatz zur Deutschen Krankenhausgesellschaft scheint es ihnen zu gefallen, dass nun Bewegung in die Schaffung von Verordnungen auf Landesebene kommt und eben keine langen Übergangsvorschriften angesetzt sind.

Ein Punkt, den aber auch sie, wie die DKG, aufgreifen, ist die der mangelnden Anzahl an qualifiziertem Fachpersonal. Deshalb plädieren sie für eine Verpflichtung der Länder die Ausbildungsinhalte, vor allem im Medizinstudium, in Hygiene zu verändern, da es Universitäten gäbe, an denen Studenten nur eine zwei stündige Grundlagenveranstaltung zur Hygiene hörten. Auch die vermehrte Einrichtung von Lehrstühlen im Fach Hygiene sollte von den Ländern festgeschrieben werden, da in den letzten Jahren eine Vielzahl dieser mit anderen Lehrstühlen zusammengelegt worden seien. An diesen Problemen kann man also bereits erkennen, was für umfassende Wirkungen das Gesetz nach sich ziehen kann und welche Wechselwirkungen es zwischen verschiedensten Bereichen gibt (vgl. Exner et al. 2011).

7. Eine eigene Perspektive auf das Gesetz

Ursprünglich meldeten viele Zeitungen, unter anderem auch das Deutsche Ärzteblatt, Berichte über das Vorhaben der Bundesregierung das „Gesetz zur Verbesserung der Krankenhaushygiene" auf den Weg zu bringen. Doch relativ schnell wurde dessen Name in „Gesetz zur Änderung des Infektionsschutzgesetzes und weiterer Gesetze" geändert, wodurch zwei Gegebenheiten offensichtlich wurden. Begrüßenswert ist dabei, dass der Name auch deswegen geändert wurde, weil sich die neuen Hygienerichtlinien nicht nur auf Krankenhäuser, sondern auf medizinische Einrichtungen jeglicher Art beziehen sollte. Enttäuschend ist dagegen, dass die Namensänderung auch programmatische Gründe hatte. Während der ursprüngliche

Titel des Gesetzes den langjährigen Forderern einer verbesserten hygienischen Situation in deutschen Kliniken die Hoffnung schenkte, nun sei ein neues Zeitalter auf diesem Gebiet mit starker rechtlicher Überwachung angebrochen, wurde durch die Umbenennung schon im Vorfeld deutlich, dass die Bundesregierung keine bundeseinheitliche und abschließende Regelung treffen konnte oder wollte. Was letztlich entstand, war eine Lösung mit Flickenteppichcharakter, bei der an verschiedensten Stellen im Infektionsschutzgesetz, der Gefahrstoffverordnung, dem Sozialgesetzbuch V und XI, dem GKV-Wettbewerbsstärkungsgesetz, dem Krankenhausentgeltgesetz und der Risikostruktur-Ausgleichsverordnung Paragrafen gestrichen oder ergänzt wurden.

Geprägt ist dieses Gesetz dabei hauptsächlich durch die Ermächtigung und Verpflichtung der Länder zur Schaffung von Krankenhaushygieneverordnungen, die gewisse Mindestanforderungen erfüllen müssen. Doch wieso die Krankenhaushygiene und Infektionsprävention von nosokomialen Infektionen nicht durch dieses Bundesgesetz abschließend geregelt wurde und die Bundeskompetenz der konkurrierenden Gesetzgebung auf dem Gebiet des Infektionsschutzes nach Artikel 74 Absatz 1 Nummer 19 GG nicht genutzt wurde, ist mir unverständlich. Nun wird es einige Zeit dauern bis die einzelnen Bundesländer die Verordnungen schaffen, die sich inhaltlich an den Empfehlungen der KRINKO orientieren sollen, womit die Befürworter des Gesetzes die Bundeseinheitlichkeit begründen, die Kritiker dann jedoch dies als unnötigen bürokratischen Akt ansehen.

Dennoch müssen die Empfehlungen der KRINKO auch positiv erwähnt werden, da sie nun rechtsverbindliche Empfehlungen darstellen und so ihre Umsetzung rechtlich festgesetzt ist, was einer der wenigen großen Schritte zu einer verbesserten Krankenhaushygiene darstellt. Ebenfalls erwähnenswert ist aber auch die höhere Transparenz bezüglich der Qualität der Krankenhäuser, die nun jährlich Qualitätsberichte veröffentlichen müssen, die erstmals auch Angaben zu Infektionsindikatoren enthalten müssen.

Ein weiterer Punkt, der negativ in Erscheinung getreten ist, ist der Vergleich des ursprünglichen Gesetzesentwurf (vgl. Drucksache 17/5178 2011) mit dem letztlich verabschiedeten Gesetz (vgl. Bundesgesetzblatt Teil 1 Nr. 41 2011), denn hier wird man schnell feststellen, dass es kaum Veränderungen gab. Es wurden lediglich in Artikel 3 die Absätze 4a – 4e ergänzt, sowie der Artikel 6 um die Absätze 6a und 6b erweitert, sodass die verschiedenen Stellungnahmen und Empfehlungen der Opposition und der verschiedenen Fachgesellschaften praktisch überhaupt nicht beim Gesetz berücksichtigt worden sind.

Abschließend ist zu sagen, dass die Bewertung dieses Gesetzes schwer fällt, weil es nicht so viel regelt wie es auf den ersten Blick scheint. Organisatorisch verlagert es mit der Schaffung von Krankenhaushygieneverordnungen die Verantwortung auf die Länder, inhaltlich mit dem Veröffentlichen von verbindlichen Empfehlungen die Verantwortung auf die KRINKO. Es ist also abzuwarten, wie die Leitlinien ausfallen werden und wie sie die Länder einzeln und in Gemeinschaft einheitlich umsetzen. Den Versuch mit diesem Gesetz die, vor allem im Vergleich mit vielen europäischen Ländern, die eine Spitzenversorgung anstreben, hohe Zahl nosokomialer Infektionen und multiresistenter Keime zu senken, muss man also eigentlich als gescheitert ansehen, da nur wenige praktisch wichtige Entscheidungen getroffen wurden.

8. Schlussbemerkungen

Zusammenfassend lässt sich erst einmal übergeordnet sagen, dass durch die tiefgehende Auseinandersetzung mit dem Gesetz zur Änderung des Infektionsschutzgesetzes und weiterer Gesetze sowie dem Gesetzgebungsverfahren vom Referentenentwurf bis zur Veröffentlichung im Bundesgesetzblatt erkennbar werden sollte wie komplex das politische Geschehen ist und wie viele Interessenskonflikte allein bei diesem Gesetz zu Tage getreten sind. Obwohl es sich um eine kritische Arbeit handelt, die nur exemplarisch Konflikte zeigen konnte, und im Folgenden noch einmal kurz die wichtigsten, hauptsächlich kritischen, Erkenntnisse der Arbeit aufgezeigt werden sollen, sollte doch auch vor Augen geführt werden, wie schwierig es sein kann ein Gesetz zu schaffen. Dass oft am Ende ein Konsens gefunden wird, der für die jeweiligen Interessenvertreter nur halbherzig erscheint, aber eben auch keine Gruppe zu stark beeinträchtigt, ist dann die logische Konsequenz bei einem Gesetz, das versucht viele verschiedene Positionen in Einklang zu bringen.

Gezeigt werden konnte aber auch, dass ein breiter Konsens darüber besteht überhaupt die rechtlichen Regelungen über die Hygiene in medizinischen Bereichen zu verbessern und somit die Zahl von nosokomialen Infektionen und multiresistenten Erregern zu senken. Durch Vergleiche konnte so beispielsweise gezeigt werden, dass die Niederlande und Dänemark durch ihre gezielte Politik „search und destroy" auf diesen Gebieten wesentlich bessere Erfolge erzielen als Deutschland.

Die zentralen Neuregelungen, die praktisch den Minimalkonsens darstellen, sind hauptsächlich die Ermächtigung und Verpflichtung der Bundesländer zur Gesetzgebung einer Hygieneverordnung, deren inhaltlichen Eckpunkte durch das Gesetz festgeschrieben wurden, sowie die Stärkung der Empfehlungen der KRINKO zum rechtlich verbindlichen Stand der Wissenschaft. Zusätzlich wurde eine weitere Kommission am Robert Koch Institut ins Leben gerufen, die sich mit der Resistenzbildung bei Antibiotikagebrauch beschäftigen soll und hierzu Empfehlungen abgibt.

Darüber hinaus gab es jedoch zahlreiche weitere Forderungen, wie beispielsweise das Screening von Risikopatienten bei Patientenaufnahme, die leider nicht umgesetzt wurden, womit meiner Meinung nach die Chance vertan wurde einen Meilenstein im Bereich der Krankenhaushygiene in Deutschland zu setzen. Stattdessen wurden verschiedene Gesetze verändert, sodass weiterhin ein Flickenteppich an rechtlichen Regelungen zur Hygiene in medizinischen Einrichtungen besteht. Dennoch muss letztlich auch gesagt werden, dass es nicht nur die Aufgabe der Politik sein kann die Zahl der nosokomialen Infektionen zu senken, sondern auch die Beteiligten im Gesundheitswesen miteingespannt werden müssen. Hauptsächlich muss hier in Fortbildung und Ausbildung investiert werden, um die Betroffenen für die Wichtigkeit der Hygiene zu sensibilisieren.

Alles in allem also ein engagiertes Vorhaben, dessen Erfolg allerdings zu einem Großteil von der Qualität der noch von den Ländern zu schaffenden Hygieneverordnungen abhängen wird, da die Krankenhaushygiene durch dieses Gesetz weiterhin einen Kompetenztitel für die Länder darstellt.

9. Literaturverzeichnis

Ausschussdrucksache 17(14)0124(3) (2011). Vorläufige Stellungnahme der Deutschen Krankenhausgesellschaft (DKG) zum Entwurf eines Gesetzes zur Änderung des Infektionsschutzgesetzes und weiterer Gesetze. Verfügbar unter: http://www.bundestag.de/bundestag/ausschuesse17/a14/anhoerungen/Archiv/h_KH-Hygiene/Stellungnahmen/17_14_0124_3_.pdf [17.08.2011].

Bach, M. (2010). Psychrembel. Klinisches Wörterbuch. Berlin: Walter de Gruyter GmbH.

Bundesgesetzblatt Teil 1 Nr. 41 (2011). Gesetz zur Änderung des Infektionsschutzgesetzes und weiterer Gesetze. Bonn: Bundesanzeiger Verlag.

Bundesgesundheitsministerium (2011). Bessere Hygiene Standards. Verfügbar unter: http://www.bmg.bund.de/praevention/krankenhausinfektionen/aenderung-des-infektionsschutzgesetzes.html [27.7.2011].

Bundesinstitut für Risikobewertung (2008). Ausgewählte Fragen und Antworten zu Methicillin-resistenten Staphylococcus aureus. Verfügbar unter: http://www.bfr.bund

.

de/cm/276/ausgewaehlte_fragen_und_antworten_zu_methicillin_resistenten_staphyloc occus_aureus_mrsa.pdf [23.08.2011].

Daschner, F., Dettenkofer, M., Frank, U. & Scherrer, M. (2006). Praktische Krankenhaushygiene und Umweltschutz. Heidelberg: Springer Medizin Verlag.

Deutsche Gesellschaft für Krankenhaushygiene (2009). Unbegründete Infragestellung von Empfehlungen der Kommission für Krankenhaushygiene und Infektionsprävention (KRINKO) führt zu verantwortungsloser Verunsicherung der Praxis. Stellungnahme der DGKH. Verfügbar unter: http://www.dgkh.de/pdfdata/2009_10_05_krinko_ stellungnahme.pdf [21.08.2011].

Dudek-Hodge, C. (2005). Folgen nosokomialer Infektionen. Der Vergleich von Patienten mit und ohne nosokomiale Infektion. Verfügbar unter: http://miami.uni-muenster.de/servlets/DerivateServlet/Derivate-2626/diss_dudek_hodge/diss_dudek_hodge.pdf [27.7.2011].

Drucksache 17/5178 (2011). Drucksache des Deutschen Bundestages. Gesetzentwurf der Fraktionen der CDU/CSU und FDP. Verfügbar unter: http://dipbt.bundestag.de/dip21/btd/17/051/1705178.pdf [18.08.2011].

Drucksache 150/11B (2011). Drucksache des Deutschen Bundesrates. Stellungnahme des Bundesrates zum Entwurf eines Gesetzes zur Änderung des Infektionsschutzgesetzes und weiterer Gesetze. Verfügbar unter: http://www.bundes rat.de/cln_161/nn_1934482/SharedDocs/Drucksachen/2011/0101-200/150-11_28B_29,templateId=raw,property=publicationFile.pdf/150-11(B).pdf [02.08.2011].

Drucksache 361/11 (2011). Drucksache des Deutschen Bundesrates. Beschluss des Bundesrates des Gesetzes zur Änderung des Infektionsschutzgesetzes und weiterer Gesetze. Verfügbar unter: http://www.bundesrat.de/cln_161/SharedDocs/Drucksachen /2011/0301-400/361-11,templateId=raw,property=publicationFile.pdf/361-11.pdf [18.08.2011].

Exner, M., Eikmann, T. & Teichert-Barthel, U. (2011). Gemeinsame Stellungnahme der Deutschen Gesellschaft für Krankenhaushygiene (DGKH), der Gesellschaft für Hygiene, Umweltmedizin und Präventivmedizin (GHUP) und des Bundesverbandes der Ärztinnen und Ärzte des Öffentlichen Gesundheitsdienstes e. V. (BVÖGD) zum Entwurf eines Gesetzes zur Verbesserung der Krankenhaushygiene und zur Änderung weiterer Gesetze. Verfügbar unter: http://www.aerzte-oegd.de/pdf/stellungnahmen/ krankenhaushygienegesetz.pdf [27.7.2011].

Friedrich, A. (2009). Vernetzter Kampf gegen MRSA. Verfügbar unter: http://www.pharmazeutische-zeitung.de/index.php?id=29463 [21.08.2011].

Gastmeier, P. & Geffers, C. (2008). Nosokomiale Infektionen in Deutschland. Wie viele gibt es wirklich? Deutsche Medizinische Wochenschrift 2008, 133, 1111-1115.

19

Geffers, C., Rüden, H. & Gastmeier, P. (2002). Nosokomiale Infektionen. Gesundheitsberichterstattung des Bundes. Berlin: Robert Koch Institut.

Hart, D. (2009). Gesundheitsrecht. Textausgabe. München: Deutscher Taschenbuch Verlag.

Hübner, N., Kramer, A. & Steinmetz, I. ( ). MRSA Screening am Universitätsklinikum Greifswald. Ergebnisse und Erfahrungen. Verfügbar unter: http://www.gdimv.de/_downloads/hering_kramer.pdf [19.08.2011].

Korczak, D. & Schöffmann, C. (2010). Medizinische Wirksamkeit und Kosten-Effektivität von Präventions- und Kontrollmaßnahmen gegen Methicillin-resistente Staphylococcus aureus (MRSA)-Infektionen im Krankenhaus. Köln: Deutsches Institut für medizinische Dokumentation und Information.

Kramer, A., Heeg, P. & Botzenhart, K. (2001). Krankenhaus- und Praxishygiene. München: Urban & Fischer Verlag.

Kühne, M., Hamscher, G., Körner, U., Schedl, D. & Wenzel, S. (2001). Formation of anhydrotetracycline during a high-temperature treatment of animal-derived feed contaminated with tetracycline. Food Chemistry 2001, 75, 423–429.

Marre, R., Mertens, T., Trautmann, T. & Zimmerli, W. (2008). Klinische Infektiologie. Infektionskrankheiten erkennen und behandeln. München: Elsevier Verlag.

Plenarprotokoll 17/99 (2011). Deutscher Bundestag. Stenografischer Bericht zur 99. Sitzung am 24.3.2011. Verfügbar unter: http://dipbt.bundestag.de/dip21/btp/17/17099.pdf#P.11393 [15.8.2011].

Popp,W. (2001). Gesetzliche Grundlagen und Organisation der Krankenhaushygiene. Essen: Universitätsklinikum Essen.

Sauer, T. (2008). MRSA-Net MK. Ein regionales Netzwerk zur Prävention und Kontrolle von MRSA im märkischen Kreis. Norderstedt: Grin Verlag.

Sitzmann, F. (2009). MRSA - Angemessen reagieren. Heilberufe 2009, 61, 16-19.

Sommer, W & Bunge, J. (2007). Alternativen für antibiotische Leistungsförderer in der Ferkelfütterung. Verfügbar unter: http://www.landwirtschaftskammer.de/landwirtschaft /tierproduktion/schweinehaltung/fuetterung/futterzusatz-ferkelfutter.htm [19.08.2011].

Stevens, H. (2009). Untersuchungen zum Verhalten von Veterinärpharmaka im Boden. Verfügbar unter: http://d-nb.info/1000456374/34 [22.08.2011].